LES
EAUX LITHINÉES

DE

SAINT-GERVAIS

(Eaux de longue vie des Goutteux.)

PAR LE

Dʳ Charles D'ESPINEY

EX-MÉDECIN-INSPECTEUR DES ENFANTS ASSISTÉS,
DES HÔPITAUX ET DES HOSPICES DU DÉPARTEMENT DE L'AIN.
EX-MÉDECIN DE L'HÔTEL-DIEU DE PONT-DE-VAUX,
CHEVALIER DE SAINT-GRÉGOIRE-LE-GRAND,
MÉDECIN A NICE.
MÉDECIN CONSULTANT A SAINT-GERVAIS.

VICHY
IMPRIMERIE WALLON.

LES
EAUX LITHINÉES
DE
SAINT-GERVAIS

(Eaux de longue vie des Goutteux.)

PAR LE

Dr CHARLES D'ESPINEY

EX-MÉDECIN-INSPECTEUR DES ENFANTS ASSISTÉS,
DES HÔPITAUX ET DES HOSPICES DU DÉPARTEMENT DE L'AIN,
EX-MÉDECIN DE L'HÔTEL-DIEU DE PONT-DE-VAUX,
CHEVALIER DE SAINT-GRÉGOIRE-LE-GRAND,
MÉDECIN A NICE,
MÉDECIN CONSULTANT A SAINT-GERVAIS.

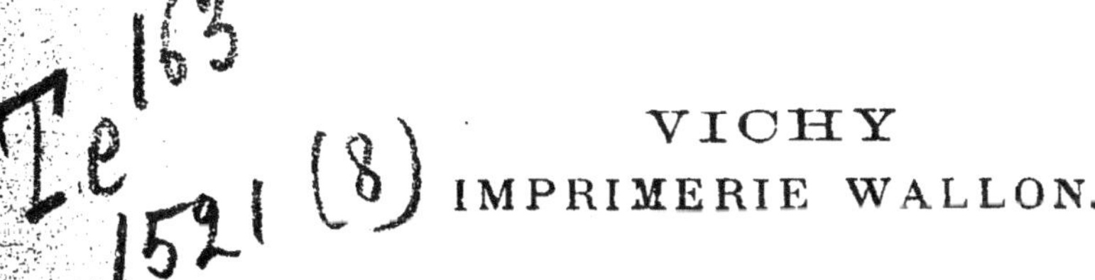

VICHY

IMPRIMERIE WALLON.

LES EAUX LITHINÉES

DE

SAINT-GERVAIS

Les eaux de Saint-Gervais sont *thermales* (39°), *salines* et fortement *lithinées*. (Sources Gontard et de Mey).

En outre, une des sources est *sulfureuse*. (Source du Torrent).

Cette existence de la lithine, qui est un fait capital, a été longtemps méconnue. Puis, un beau jour, on a constaté que ces eaux contenaient la quantité vraiment considérable de 0,086 milligrammes de sulfate de lithine, par litre.

Les goutteux n'avaient pas attendu cette découverte de la chimie pour apprécier la bonté et la vertu des eaux de Saint-Gervais. La première clientèle de cette station thermale fut tout à fait caractéristique.

C'étaient, pour la plupart, des habitants riches des pays voisins qui, de vingt et trente lieues à la ronde, venaient régulièrement y faire leur saison.

En ce temps là, peut-être encore plus qu'aujourd'hui, la vie était large et plantureuse dans la Savoie, et tous ces baigneurs, grands amateurs de bonne chère, et plus ou moins goutteux, avaient surnommé les eaux de Saint-Gervais : *les Eaux de longue vie*.

Aussi, pour rien au monde ils n'auraient manqué d'y venir faire leur cure, et ils en repartaient avec une provision de santé pour toute l'année.

Ce fut le premier noyau de ces *habitués* qu'on retrouve encore à Saint-Gervais. On en cite qui y sont venus, presque sans interruption, pendant plus de trente ans, et leur mine fleurie faisait honneur à la naïade savoisienne.

Outre la lithine, *qui est le remède précis et presque spécifique de la goutte*, les eaux de Saint-Gervais contiennent, entre autres substances, une notable proportion de sulfate de soude.

Ce sel agit soit comme purgatif, soit comme altérant.

Il est des personnes que l'eau ne tarde pas à purger, même assez fortement. Mais cet effet est loin d'être constant : bien souvent il ne se produit aucune évacuation anormale.

La raison de cette diversité d'effets tient aux états divers des individus.

Hippocrate a dit : Il faut agir dans le sens qu'indique la nature.

Or, la meilleure indication de l'opportunité d'une purgation, ce sont des selles spontanément faciles, et même quelque peu diarrhéiques. Alors, la plus petite dose d'une substance purgative, agissant dans le sens naturel, peut produire de grands effets.

Les eaux de Saint-Gervais ne purgent, en général, que ceux qui en ont réellement besoin, ce qui constitue un sérieux avantage sur les eaux douées de propriétés purgatives trop énergiques.

En dehors de cette circonstance, elles ont une action altérante ou dynamique qui, pour être moins immédiatement appréciable, n'en est pas moins salutaire.

L'absorption du sulfate de soude (et du chlorure de sodium) a pour effet de régulariser les fonctions du foie, et aussi, conséquemment, de donner une impulsion favorable à la circulation veineuse abdominale.

Peu d'organes contribuent, autant que le foie, au bon équilibre de la santé.

Un énorme système de vaisseaux y pénètre, notam la Veine Porte, que les anciens avaient surnommée : *Porta Malorum, la Porte des Maux.*

Lorsque le foie est congestionné, lorsque la circulation veineuse abdominale ne se fait pas librement, l'individu devient lourd, pesant, endormi, triste. Il est envahi par les idées noires ; l'appétit est l anguissant, la digestion se fait mal, les forces se perdent.

Etat qui peut parfaitement simuler l'anémie, mais qui ne s'accommode nullement des toniques variés : fer quinquina, jus de viande, etc., qu'on a, trop souvent, l'habitude de lui opposer.

Il suffit, au contraire, de régulariser les fonctions du foie, de dissiper les congestions du bas-ventre, pour voir réapparaître, avec les vives couleurs de la santé, un renouveau de force et d'énergie.

C'est ainsi que les eaux de Saint-Gervais peuvent avoir l'action la plus favorable sur certaines *gastralgies* et *dyspepsies*, et sur beaucoup de *troubles de la digestion*.

En outre, le mauvais état de la circulation abdominale entretient souvent sur le rectum, les reins, les ovaires et l'utérus, des fluxions et congestions sympathiques qui disparaissent par l'usage de ces eaux. C'est ainsi qu'elles réussissent, dans bien des cas, à dissiper les hémorrhoïdes, à régulariser les fonctions menstruelles et aussi à faire disparaître des leucorrhées, même anciennes.

Il n'est pas jusqu'à cet ennuyeux épaississement de la taille, apanage trop ordinaire de l'âge mur et de la vie sédentaire, qui ne puisse s'amoindrir à la suite d'un traitement assez prolongé.

Mais, pour obtenir des eaux de Saint-Gervais tout ce qu'elles peuvent donner, il importe d'être bien fixé sur leurs indications, qui sont d'ailleurs remarquablement nettes et précises.

Leur caractéristique, c'est l'*Herpétisme* et l'*Arthri-tisme*.

L'*Herpétisme*, qu'on peut encore appeler *Dartre* ou *Psore*, est un principe morbide tellement répandu que bien peu de personnes en sont indemnes.

Il produit sur la peau, ou sur les muqueuses — qui ne sont qu'une peau intérieure — des jetées ou éruptions reconnaissables à des caractères tout particuliers.

Les affections de la peau, de nature herpétique, ne sont *jamais contagieuses* ; elles sont, assez ordinairement, *symétriques*, c'est-à-dire occupant, simultanément ou successivement, les mêmes points opposés sur les deux côtés du corps ; *mobiles*, passant d'un endroit à un autre et de la peau sur les muqueuses. Elles peuvent être *suintantes* ou sèches et s'accompagnent parfois de sensations extrêmement désagréables, notamment d'un *prurit* fort pénible.

Enfin, elles sont remarquables par leur *ténacité*, leur *longue durée*, et leur *facilité à réapparaître*, alors qu'on les croyait guéries. Il faut ajouter qu'elles peuvent se transmettre héréditairement.

Parmi les maladies de la peau de nature herpétique ou arthritique que l'on voit guérir à Saint-Gervais, il faut citer, en première ligne, l'***eczéma***. Les exemples de guérison sont tellement nombreux que l'eczéma est devenu une des spécialités les plus reconnues de cette station.

Que l'eczéma soit suintant ou sec, avec ou sans prurit, simple ou sous la forme impétigineuse, à allures éréthiques ou torpides, qu'il siége sur la peau ou sur les muqueuses, on peut affirmer qu'il sera toujours modifié avantageusement par les eaux de Saint-Gervais, si on en fait usage avec les précautions convenables et une certaine persévérance.

Le même effet salutaire sera encore obtenu lorsque l'eczéma est défiguré ou latent, c'est-à-dire lorsque, ayant disparu de la peau, il s'est transformé en une affection interne. Celle-ci, par le fait de son origine, réclame les mêmes moyens curatifs.

Outre l'eczéma, on peut encore traiter avec avantage, à Saint-Gervais, l'impétigo, le pityriasis, l'herpès, le lichen, l'acné, la couperose, l'urticaire, le prurigo, la diathèse furonculeuse, et même cette redoutable maladie qu'on appelle l'herpétide expoliatrice.

Quant au psoriasis, il est des cas où il réclame, de préférence, les eaux arsénicales.

L'action des eaux de Saint-Gervais sur la peau est vraiment caractéristique.

Après quelques bains, celle-ci devient remarquablement belle, douce et souple, en même temps que les chairs sont plus fermes et plus colorées.

Ce bon état de la peau prépare certainement la guérison des éruptions désagréables qui la déparent ; en outre, il explique la notable amélioration qui s'opère, d'habitude, dans la santé générale.

« On dit que les yeux sont le miroir de l'âme ; or, on peut, avec autant de raison, considérer la peau comme le miroir de la santé. »

Cette pensée du docteur E. Guibout est aussi vraie qu'heureusement formulée.

Il est certain que beaucoup de baigneurs ne tardent pas à sentir comme un regain de force et de jeunesse : le corps est plus souple et plus léger, on est plus disposé à la marche et à la vie active, et l'estomac traduit ce bien-être par un redoublement d'appétit.

Il n'est pas jusqu'au moral qui ne subisse une heureuse influence, et bien des idées noires s'envolent à tire-d'aile.

Qu'on ne s'attende pas, malgré cela, à voir disparaître aussi rapidement qu'on le désirerait les diverses éruptions cutanées ; et, loin de s'en plaindre, on devrait s'en féliciter.

En effet, considérées à leur véritable point de vue, les manifestations extérieures du principe herpétique ou arthritique sont un incontestable bienfait de la nature. C'est un effort de la vie, qui n'est pas sans une certaine analogie avec la fermentation, et qui repousse au dehors des impuretés nuisibles.

L'apparition d'un exanthème, lorsqu'il n'est pas le résultat d'une contagion, indique toujours, chez l'individu, une énergie vitale précieuse. Plus tard, lorsque l'âge ou diverses causes de détérioration auront affaibli ''organisme, le principe psorique, au lieu de produire des efflorescences extérieures, se cantonnera sur les organes internes et produira des troubles ou des lésions d'organes toujours bien difficiles à guérir, et trop souvent interminables.

Aussi je dirais volontiers : *trop heureux les eczémateux s'ils connaissaient leur bonheur !*

Mais c'est un *bonheur* que, généralement, on n'apprécie guère. Il est peu de maladies qui soient aussi impatiemment supportées que les maladies de la peau, et spécialement les eczémas.

C'est qu'ils surviennent, presque toujours, chez des individus de forte et même très belle constitution, et ce malencontreux visiteur leur paraît un ennemi de la pire espèce.

Quoiqu'il en soit, un des avantages des eaux de Saint-Gervais, c'est leur innocuité. Prises dans une juste mesure, elles ne sont jamais dangereuses, parce qu'elles guérissent non en répercutant l'éruption, mais en détruisant le principe morbide d'où elle procède.

Les affections herpétiques, et l'eczéma en particulier, sont par nature tenaces, de longue durée, difficiles à guérir ; il faut, presque toujours, plusieurs saisons.

Qu'on ne s'en plaigne pas trop, et surtout que l'on ne jalouse pas l'action, plus brillante en apparence, de certaines eaux fortement sulfureuses et arsenicales. Les guérisons hâtives sont, trop souvent, achetées par d'autres souffrances, qui font alors regretter un mal, certainement fort désagréable, mais qui, au fond, est un véritable paratonnerre.

La seconde indication spéciale des eaux de Saint-Gervais, c'est l'*arthritisme*.

Cette expression *arthritisme* est assez vague et mal définie. Pour moi, je la prendrai dans le sens de *goutte*, en lui donnant l'extension la plus large ; c'est-à-dire que je réunirai dans cette dénomination non seulement la goutte déclarée et manifeste, mais encore la goutte latente, à laquelle peuvent se rattacher une infinité de troubles de la santé, dont il n'est pas toujours facile de débrouiller l'origine.

Cette action toute spéciale des eaux de Saint-Gervais dans la diathèse goutteuse, s'explique par la quantité considérable de *lithine* qu'elle contient.

En effet, on trouve par litre, en sulfate de lithine :

A Saint-Gervais................ 0,086 milligr.
A Royat (Source Saint-Mart)... 0,035   —
A Châtel-Guyon 0,028   —

On voit que, sous le rapport de la lithine, Saint-Gervais tient le premier rang, parmi les eaux similaires.

De là ses remarquables propriétés dans toutes les affections goutteuses, qu'on peut envoyer à cette station dès qu'elles ne sont plus à l'état aigu.

Les *arthrites,* surtout sèches, les douleurs et les roideurs articulaires et musculaires, qui rendent parfois les mouvements si difficiles, et. finissent même par produire l'impotence, trouvent là un soulagement assuré, lorsqu'elles sont de nature goutteuse. Seulement il faut de la patience, si l'on veut avoir raison de lésions souvent fort anciennes.

La *gravelle*, ou tout au moins la diathèse urique, est un des caractères les moins équivoques de l'état goutteux.

Sous l'influence des eaux de Saint-Gervais, on voit des baigneurs rendre des quantités considérables de sable, et même des petits graviers dont ils ignoraient souvent l'existence. Les reins se nettoient, les mucosités que charriait l'urine, après avoir subi une augmentation passagère, ne tardent pas à disparaître.

Sous ce rapport, les eaux de Saint-Gervais peuvent, dans bien des cas, rendre les mêmes services que celles de Contrexéville ; elles préviennent et combattent la lithiase urinaire, et elles ont, sur les eaux de Contrexéville, le rare avantage d'être mieux supportées.

On combattra également, à Saint-Gervais, les manifestations multiples de la goutte sur les organes internes : troubles gastriques et intestinaux, asthme goutteux, névralgies, migraines, affections des reins : notamment le diabète qui est si souvent d'origine goutteuse et qui donne naissance, parfois, à de si douloureux eczémas.

Le docteur PAYEN, dans sa *Notice sur les Eaux minérales de Saint-Gervais* (1854), insiste beaucoup sur les bons effets de ces eaux dans la forme larvée de la goutte et du rhumatisme.

« Les eaux réussissent, je dirai presque merveilleusement, contre cette forme latente, larvée, de certains rhumatismes, dans laquelle, l'affection ayant dépouillé ses caractères propres, frappe les viscères et simule des altérations organiques. J'ai vu plusieurs de ces rhumatalgies dans lesquelles les eaux, en faisant reparaître les douleurs à l'extérieur, restituaient à la maladie son véritable caractère. »

Il n'est pas rare de voir, à Saint-Gervais, les tophus, si communs aux petites articulations, par exemple à celles des doigts, diminuer d'une façon très-appréciable ; et ce travail, qu'on peut suivre de l'œil, donne la mesure de ce qui se passe à l'intérieur.

Or, chez les goutteux, certains organes s'incrustent, tout comme les articulations, notamment l'aorte et le système artériel (artério-sclérose). Il en résulte des troubles dans la circulation aussi pénibles que dangereux.

Il est d'ailleurs trop commun de voir le principe goutteux se fixer sur le cœur et les gros vaisseaux. De là des affections de cœur, de l'aorte, et, consécutivement, des palpitations, des étouffements, des difficultés à marcher et surtout à monter, sans compter les congestions pulmonaires, les catarrhes, les accès d'asthme, etc.

Je n'ai pas craint de soumettre à l'action des eaux de Saint-Gervais des maladies du cœur et de l'aorte, toutes les fois que leur origine goutteuse était manifeste, et je puis dire que le résultat est des plus encourageants. C'est là une ressource sérieuse qu'il est bon de connaître.

L'incrustation du système artériel, si commune chez les goutteux, est presque de règle chez les personnes âgées. C'est une phase naturelle de la vieillesse, qui agit *dans le sens de la solidification des tissus*, comme l'indique la raideur qui s'empare progressivement des articulations.

C'est ainsi qu'en dehors de toute maladie, la vie finit par s'éteindre fatalement, par une sorte d'évolution qu'on peut, à la vérité, retarder.

Les eaux de Saint-Gervais, en maintenant l'enveloppe cutanée dans un bon état de souplesse et de perméabilité, et en combattant les incrustations calcaires des organes, peuvent être bien salutaires aux personnes âgées, qui doivent, toutefois, en user avec les précautions convenables.

Herpétisme et *arthritisme*, ou *goutte*, voilà les grandes et précises indications des eaux de Saint-Gervais.

Quelle que soit la forme que revêtent ces deux diathèses, quelles que soient leurs manifestations externes ou internes, dès que le principe morbide est reconnu, on peut être certain que les eaux de Saint-Gervais seront favorables.

Par contre, les maux d'origine scrofuleuse ne relèvent pas de cette station.

Si l'on ajoute à ces considérations que l'air de Saint-Gervais, purifié par le voisinage des glaciers, est tonique sans être excitant ; qu'on respire à pleins poumons les émanations salutaires des sapins et des grands bois, et qu'enfin le pays est le centre de promenades et d'excursions ravissantes, on comprendra l'attachement qu'ont, pour cette station thermale, les nombreux *habitués* qu'on y retrouve presque chaque année, et qui, même guéris, y reviennent par reconnaissance et par plaisir.

Nice, décembre 1888.

Vichy, imp Wallon.

9 782329 291741